Année 1886

THÈSE

N° _

249

POUR

LE DOCTORAT EN MÉDECINE

Présentée et soutenue le jeudi 22 juillet 1886, à 1 heure

Par Hippolyte DURON

Né à Deuil (Seine-et-Oise), le 23 octobre 1860

QUELQUES CONSIDÉRATIONS SUR LES RAPPORTS

DU PSORIASIS ET DU RHUMATISME

ET EN PARTICULIER

DU RHUMATISME CHRONIQUE FIBREUX

Président : M. BOUCHARD, *professeur.*

Juges : MM. { VULPIAN, *professeur,*
HANOT, HUMBERT, *agrégés.*

*Le candidat répondra aux questions qui lui seront faites sur les diverses
parties de l'enseignement médical.*

PARIS

IMPRIMERIE DES ÉCOLES

HENRI JOUVE

23, rue Racine, 23

1886

FACULTÉ DE MÉDECINE DE PARIS

Doyen . . . . M. J. BÉCLARD.
Professeurs . . . . MM.

Anatomie	SAPPEY.
Physiologie	BÉCLARD.
Physique médicale	GAVARRET.
Chimie organique et chimie minérale	GAUTIER.
Histoire naturelle médicale	BAILLON.
Pathologie et thérapeutique générales	BOUCHARD.
Pathologie médicale - . . . . {	PETER. DAMASCHINO.
Pathologie chirurgicale. . . . . {	GUYON. LANNELONGUE.
Anatomie pathologique.	CORNIL.
Histologie.	MATHIAS DUVAL.
Opérations et appareils. . , ...	DUPLAY.
Pharmacologie	REGNAULD.
Thérapeutique et matière médicale	HAYEM.
Médecine légale	BROUARDEL.
Accouchements, maladies des femmes en couches et des enfants nouveau-nés	TARNIER.
Histoire de la médecine et de la chirurgie	LABOULBÈNE.
Pathologie comparée et expérimentale	VULPIAN.
Clinique médicale . . . . {	G. SÉE. HARDY. POTAIN. JACCOUD.
Maladies des enfants	GRANCHER.
Clinique de pathologie mentale et des maladies de l'encéphale.	BALL.
Clinique des maladies cutanées et syphilitiques	FOURNIER.
Clinique des maladies du système nerveux.	CHARCOT.
Clinique chirurgicale . . . . {	RICHET. VERNEUIL. TRÉLAT. LE FORT.
Clinique ophthalmologique	PANAS.
Clinique d'accouchement	PAJOT.

Doyen honoraire : M. VULPIAN.

Professeur honoraire.
M. GOSSELIN.

Agrégés en exercice.

MM. BLANCHARD	MM. HALLOPEAU	MM. PEYROT	MM. RIBEMONT-
BOUILLY	HANOT	PINARD	DESSAIGNES
BUDIN	HANRIOT	POUCHET	RICHELOT
CAMPENON	HUMBERT	QUINQUAUD	RICHET
DEBOVE	HUTINEL	RAYMOND	ROBIN (Albert)
FARABEUF, chef	JOFFROY	RECLUS	SEGOND
des travaux	KIRMISSON	REMY	STRAUS
anatomiques	LANDOUZY	RENDU	TERRILLON
GARIEL	LUTZ	REYNIER	TROISIER
GUEBHARD			

Secrétaire de la Faculté : M. Ch. PUPIN.

A LA MÉMOIRE DE MON PÈRE

A MA MÈRE

A MES FRÈRES

QUELQUES CONSIDÉRATIONS SUR LES RAPPORTS

DU

PSORIASIS ET DU RHUMATISME

ET EN PARTICULIER DU

RHUMATISME CHRONIQUE FIBREUX

———

INTRODUCTION

Pendant le cours de notre externat à l'hôpital Saint-Louis, nous avons observé, dans le service de notre maître Hallopeau, un malade qui présentait en même temps qu'un psoriasis invétéré et très étendu, une déformation des extrémités telle que l'impotence était presqu'absolue : ce malade était atteint de rhumatisme fibreux. En raison même des rapports admis entre le rhumatisme et certaines dermatoses, ce cas ne devait offrir rien de remarquable et rentrait dans un cadre connu. Cependant nous avions l'occasion, quelque temps après, d'examiner dans le service de M. le Dr Besnier, une femme dont les accidents présentaient une remarquable analogie avec ceux de notre malade, c'est-à-dire psoriasis invétéré et généralisé précédant l'apparition d'un rhumatisme chronique fibreux. Une semblable identité

Duron   .   2

de faits n'était pas un produit du hasard. Devergie avait du reste signalé spécialement cette complication du psoriasis. Restait la question d'interprétation : le rhumatisme et le psoriasis étaient-ils tous deux sous la dépendance d'un même vice constitutionnel, l'arthritisme ? ou bien le rhumatisme était-il la conséquence, par un processus quelconque, de la dermatose? L'étude de cette question nous a particulièrement intéressé, nous y avons consacré une partie de ce travail.

L'historique du psoriasis fait le sujet d'un premier chapitre où nous suivons dans un court parallèle, depuis l'école grecque jusqu'à nos jours, les diverses opinions touchant la pathogénie des affections cutanées et spécialement du psoriasis. — Le second chapitre traite du psoriasis arthritique de Bazin, de son existence hypothétique en tant qu'affection spéciale, de sa signification clinique douteuse quant à l'arthritisme, de l'absence fréquente d'état constitutionnel et de parenté arthritique chez les psoriasiques; il se termine par l'énumération de quelques opinions modernes sur la nature du psoriasis. Le chapitre suivant renferme les observations des deux malades que nous avons vus, précédées d'une étude clinique et des opinions des dermatologistes à ce sujet. Nous avons également rapporté deux observations qui, sous toutes réserves, peuvent être considérées comme l'image réduite des observations précédentes et sont du moins remarquables par la disposition symétrique des lésions sous-cutanées. — Un quatrième et dernier chapitre discute l'existence de l'arthritisme chez ces malades et considère les déformations observées comme les manifestations d'un faux rhumatisme.

Que nos maîtres dans les hôpitaux, les docteurs Bouchard, Terrier, Gerin Roze, Cadet de Gassicourt, Hallopeau reçoivent ici l'expression sincère de notre gratitude pour la sympathie qu'ils nous ont toujours témoignée et les conseils qu'ils n'ont cessé de nous prodiguer. Remercions encore le professeur Bouchard qui nous a fait l'honneur d'accepter la présidence de notre thèse. Nous prions aussi M. le D' E. Besnier de recevoir nos plus sincères rémerciements pour l'accueil qu'il nous a fait dans son service, où il nous a permis de recueillir une partie de nos observations.

CHAPiTRE I

Le psoriasis semble avoir été connu de tout temps. De tout temps aussi, il paraît avoir été observé et étudié par les médecins ; mais les descriptions cliniques en sont alors insuffisantes et obscures comme toutes celles de cette époque relatives aux questions dermatologiques.

Les affections squameuses et écailleuses sont évidemment signalées par Hippocrate et ses successeurs sous les noms de lera et psora ; mais les distinctions morphologiques ne sont pas clairement établies et ces dénominations embrassent toutes les formes décrites aujourd'hui sous les noms de psoriasis, lèpre, pityriasis, ichthyose. De cette époque date également l'essai de division des maladies de la peau, en maladies de cause interne et maladies de cause externe.

Au viie siècle, Paul d'Egine, dans un chapitre intitulé « de lepra et psora » rapproche trois espèces de l'ordre des squames, le pityriasis, le psoriasis, le genre lèpre et caractérise, avec plus de précision que ses prédécesseurs, Celse et Galien, l'affection squameuse vulgaire, dite lèpre des Grecs, plus tard lèpre de Villan, de nos jours psoriasis annulaire. Une des formes du psoriasis était donc connue et décrite au viie siècle ; mais le moyen-âge, les traductions infidèles et non approfondies des auteurs arabes vinrent jeter une nouvelle confusion dans la nomenclature dermatologique ; l'on confondit comme à plaisir, sous le nom

commun de lèpre : l'éléphantiasis des Grecs (lèpre tuber-
culeuse des modernes), l'éléphantiasis des Arabes, la lèpre
des Grecs et par une dangereuse ignorance, on enferma
dans les léproseries tous les individus atteints d'une maladie cutanée invétérée : les psoriasiques étaient du nombre.

Plusieurs siècles après seulement, en 1497, Leonicenus
de Vicence éclaircit un peu la question et s'efforça de
démontrer entr'autres choses « que le nom de lèpre donné
par les modernes à diverses maladies graves de la peau, et
notamment à l'éléphantiasis, a été pris dans un sens tout
différent de celui qu'il offre dans les écrits de la médecine
grecque où ce mot désigne une affection squameuse particulière qui règne encore de nos jours. »

La lèpre des Grecs, psoriasis annulaire, avait acquis sa
place en dermatologie ; nous la suivons jusqu'à nos jours
dans les descriptions des auteurs. Mais avait-on connu pendant cette longue époque, les variétés si diverses de notre
psoriasis actuel ? Hippocrate, Celse et Galien les avaient
vues et elles sont implicitement contenues dans leurs affections écailleuses, décrites sous les noms de leichenes, psora
et lera. Paul d'Egine en parle également et reconnaît
l'analogie des affections psora et lera tout en en indiquant
les caractères distinctifs. Mais depuis cette époque, avec
les médecins arabes et le moyen âge, règne une extrême
confusion : la brièveté des descriptions, le défaut d'ordre
et de méthode, la diversité des termes, l'infidélité des tra-
ducteurs ne font qu'augmenter le chaos, et Mercurialis (1)
au XVIᵉ siècle va jusqu'à confondre dans leur appellation

1. Mercurialis : *De morbis cutaneis*, 1576.

la gale et le psoriasis en traduisant par l'expression *scabies*
des Latins le mot *psora* des Grecs. Plus tard, Lorry (1)
décrit le psoriasis sous le nom de dartre farineuse et le
professeur Alibert (2) en 1835 en fait une dermatose dartreuse qu'il nomme herpès furfureux. Mais, c'était seulement de nos jours, avec Gibert, Devergie, Bazin, Hardy,
Hébra, que le psoriasis devait être réellement classé et
dénommé.

D'autre part, Gibert (3), en 1860, réunissant dans un
même chapitre le psoriasis et le genre lepra, séparés encore
par Bateman, les range dans les affections squameuses. Telle
est l'histoire abrégée du psoriasis. Nous avons omis à des-
sein, dans le cours de cet exposé, d'aborder la discussion
pathogénique de cette altération de la peau, ayant à étu-
dier séparément les opinions des écoles anciennes et modernes à ce sujet.

Si la confusion et l'insuffisance ont été grandes dans
l'interprétation des faits cliniques, plus grandes encore ont
été les divergences d'opinion lorsqu'il s'est agi d'établir
quelle était la cause prochaine des affections cutanées :
primitivement, quelques-unes d'entre elles étaient bien dé-
terminées quant à leur cause, mais combien d'autres échap-
paient à toute interprétation ; l'école grecque les divisa
alors en maladies de cause externe et en maladies de cause
interne ; le psoriasis faisant partie de ces dernières. Mais
ce n'était qu'une ébauche de classification : les fièvres
éruptives étaient à peine connues, les maladies parasi-

1. Lorry. *Tractatus de morbis cutaneis*, 1777.
2. *Monographie des dermatoses*. Alibert, 1835.
3. Gibert : *Traité pratique des maladies de la peau*, 1860.

taires et bacillaires ne l'étaient pas. Les dégénérations humorales, les altérations du sang, de la bile, de la lymphe, une disposition morbide particulière jouaient ici le rôle principal. En dermatologie comme ailleurs, les théories se succédèrent et suivant la préoccupation du moment, on admit un principe âcre, acide, alcalin, salin dans le sang ou la lymphe, un vice dartreux, une lésion inflammatoire des solides, une révulsion et une fluxion suivant que les théories chimiques, vitalistes, solidistes, anatomo-pathologiques, physiologiques ont régné en médecine.

Après l'époque grecque, le mot dartre, introduit dans la science médicale, désigne confusément un groupe de maladies placées sous la dépendance d'un virus dartreux. Plus tard, en 1770, avec Pleuch et Villan, le vice constitutionnel perd son influence, l'observation se limite à l'étude des symptômes et le mot dartre tend à disparaître de la nosologie. Bateman, Biett, Gibert, Devergie suivent les traces de Villan et l'affection psoriasique, soumise autrefois à un vice intérieur, à vrai dire mal déterminé, se trouve traitée comme lésion locale.

Cependant Alibert et ses élèves laissent subsister les dartres dont la vaste famille se simplifie par éliminations successives. Turner, d'abord, en 1714, sépare la classe des teignes, qui pour lui sont toutes les affections de la tête, le groupe des teignes parasitaires ne devant s'établir que plus tard. Pierre Lalouette (1780) réunit les affections superficielles scrofuleuses en scrofulides bénignes ; Alibert signale les syphilides. L'acare, puis les parasites végétaux sont successivement découverts et viennent expli-

quer une série d'affections d'origine obscure. Les scrofulides malignes prennent place parmi les éruptions non dar-
treuses ; enfin, après avoir éliminé les affections artifi-
cielles, il reste les dartres proprement dites, ou éruptions de cause interne. Mais ce groupe, Bazin (1) le trouve
encore trop nombreux et c'est, dit-il, en ayant en vue
la maladie, cause de l'affection, qu'il est conduit à dis-
tinguer les arthritides et les herpétides dans lesquelles
il range les psoriasis sous les noms de psoriasis arthritique et de psoriasis herpétique, distinctions qui, nous
le verrons, semble très attaquable et ne paraît pas devoir
être établie d'une façon trop absolue. Les doctrines de
Bazin ne furent pas d'ailleurs universellement adoptées :
des contestations s'élevèrent, les arthritides furent niées
par Hardy, les herpétides combattues par Pidoux et Hébra.
Dans la suite, à défaut de preuves certaines, les doctrines
de Bazin furent un peu oubliées et le psoriaris arthritique
trouva moins de défenseurs.

Nous terminerons ce chapitre d'historique en signalant
sans la discuter la communication du Dr Wolff au congrès
de Copenhague, en 1884, touchant la nature parasitaire
du psoriasis qui trouverait alors dans l'arthritisme un terrain favorable de développement. Ces doctrines, de même
que celle qui tend à rattacher les affections cutanées à certains troubles de l'estomac, sont encore de date trop récente
et ne peuvent être établies que d'après des faits nombreux
et fidèlement observés.

1. Bazin. *Affections cutanées d'origine arthritique et dartreuse.*
1860.

CHAPITRE II

Bazin décrit deux variétés de psoriasis arthritique, mais
l'une d'elles, par sa rareté même et sa marche aiguë, offre
une bien moindre importance que la variété commune, le
psoriasis nummulaire que nous aurons surtout en vue.
Dans cette dernière affection, les squames qui composent
les éléments éruptifs sont habituellement minces, peu abondantes, ne recouvrent pas toute la surface de la plaque,
qui apparaît rouge et légèrement saillante dans le reste de
son étendue ; jamais aussi elles ne présentent l'aspect blan-
châtre et argenté, la sécheresse remarquable du psoriasis
herpétique. A l'exemple des arthritides, le psoriasis arthritique siège de préférence aux régions génitales, sur les parties exposées à l'air, telles que la tête, la partie antérieure
de la poitrine, la paume des mains et la plante des pieds.
Rare aux coudes et aux genoux, il offre dans sa distribu-
tion, une disposition médiane, isolée, non symétrique. Les
démangeaisons ne sont pas habituelles ; l'affection disparaît
avec l'âge par évolution naturelle de la diathèse, tandis que
le psoriasis herpétique, établi en permanence sur la peau,
s'étend de plus en plus à chacune de ses récidives. Tels
sont, à gros traits, les caractères assignés par Bazin au psoriaris arthritique.

Cependant, si tels sont les caractères du psoriasis arthritique, leur réunion chez un même individu doit affirmer la
diathèse. Il n'en est rien, et tel psoriasis présentant de

belles squames argentées avec localisation aux genoux et aux coudes, c'est-à-dire un psoriasis herpétique, sera suivi ou précédé d'arthrites rhumatismales ou goutteuses, tandis qu'un psoriasis, franchement arthritique par ses caractères objectifs, ne sera accompagné d'aucune des manifestations de ces diathèses. Et ils ne sont pas rares, ces exemples qui rendent confuses les théories de Bazin. Que conclure alors? Que la forme clinique décrite par ce maître n'existe pas? Non. Car les consultations de l'hôpital de Saint-Louis en font voir de fréquents exemples. Mais nous savons que ce psoriasis (1), parfois en relation avec un état constitutionnel arthritique, n'est pas une démonstration exclusive de l'arthritisme, et s'il existe avec cette diathèse, il existe aussi en dehors d'elle. — D'ailleurs, tout en admettant la réalité des types décrits par Bazin, il faut bien reconnaître que la distinction établie entre eux est plus théorique, plus artificielle que réelle, car il y a en nosologie les types intermédiaires les plus variés qui établissent comme un intime trait d'union entre le psoriasis arthritique et le psoriasis herpétique.

Ainsi donc, nous voilà ramenés à l'unité de nature en ce qui concerne le psoriasis. Nous le pensons : les infinies variétés que présente cette affection n'ont d'autre origine que dans les habitudes, la constitution même des malades. Il en est des maladies de la peau (2) comme des maladies internes ; elles sont modifiées, influencées par l'état du malade et par le siège qu'elles occupent ; autres sont les

1. Bazin, *loc. cit.*
2. Guibout. *Maladies de la peau,* 1860.

herpétides chez les individus à tempérament sec, nerveux et chez les sujets gros, à constitution molle et lymphatique. Il faut donc, en clinique, toujours considérer le malade et la maladie.

En résumé, le psoriasis arthritique de Bazin n'est pas l'apanage exclusif de l'arthritisme; le psoriasis est un, mais modifié parfois par l'état constitutionnel du sujet. Toutefois, nous ne nions pas que le psoriasis apparaisse avec une certaine prédilection chez des rhumatisants et des goutteux. Mais faut-il établir entre ces deux maladies une relation de cause à effet? peut-on trouver là une manifestation de la diathèse lorsque les caractères objectifs de l'éruption ne témoignent nullement de son origine? Non, en effet; et n'est-il pas préférable de penser que le psoriasis, cette maladie si fréquente, rencontre quelquefois là un terrain de choix, comme le pityriasis versicolore en rencontre chez le tuberculeux et le rhumatisant; ne faut-il pas éviter de se laisser entraîner à donner le qualificatif d'arthritique au psoriaris parce que le malade a eu du rhumatisme ou de la goutte? Pourquoi enfin ne pas penser à un psoriasis développé chez un rhumatisant sans autre raison qu'une simple coïncidence?

Indépendamment de ces objections, qu'on pourrait faire au psoriasis rhumatismal, il en est d'autres d'un ordre plus général. Le psoriasis est le morbus fortiorum, la maladie de gens à musculature développée : en dehors de ce caractère, d'ailleurs fréquent, il n'en est pas d'autre dont la constance ait pu attirer l'attention. Bien différent est l'arthritique. L'arthritique, d'après la belle description de

Bazin, est un homme gros, gras, à tempérament sanguin, à facies coloré. Ses cheveux sont rares, il transpire
facilement et beaucoup sous l'influence de la moindre
cause, etc. Les individus atteints de psoriasis n'offrent pas
les caractères de cet état constitutionnel spécial, ne présentent pas les attributs de l'arthritisme. Il y a plus;
lorsqu'on recherche dans les antécédents personnels ou
héréditaires des malades, ce qu'il faut appeler la parenté
rhumatismale et l'état héréditaire, les renseignements sont
négatifs. Nous avons interrogé à ce point de vue un grand
nombre de malades porteurs de psoriasis et spécialement
ceux qui présentaient le type arthritique de Bazin. Nous
n'avons constaté chez eux, sauf quelques exceptions, ni
tempérament arthritique, ni manifestations quelconques
de la diathèse. Combien de ceux qui offrent de l'eczéma,
du psoriasis, du prurigo, etc., dit le Dr Besnier, n'ont-ils
à aucun titre, aucune trace de goutte ni de rhumatisme,
et combien d'affections de ce genre ne se rattachent à
aucun état démontré ou démontrable (1). Les constatations inverses, faites par M. le professeur Bouchard, nous
éclairent encore sur ce sujet : nous apprenons que les rhumatismes ont des relations presque nécessaires avec la
migraine, la névralgie faciale, la sciatique et le lumbago,
qu'ils ont des relations fréquentes avec la goutte, le diabète
et l'obésité, la lithiase biliaire, l'asthme, l'eczéma ; mais le
psoriasis qui nous intéresse ici est passé sous silence. De
plus, sur 100 cas de goutte, 75 de gravelle, 31 de lithiase
biliaire, toutes maladies de nature ou de parenté arthritique,

1. Besnier, article *Rhumatisme* du *Dictionnaire encyclopédique.*

nous voyons signalés dans les antécédents, tant héréditaires
que personnels, des dermatoses telles que l'eczéma, l'ur-
ticaire, le pityriasis, mais il n'est nullement question de
psoriasis ; c'est seulement dans 111 cas d'obésité que
le professeur Bouchard rapporte deux observations de psoriasis guttata (1).

En conséquence, s'il ne faut pas rejeter de parti pris,
une réalité clinique, s'il ne faut pas nier sans examen les
rapports du psoriasis et de l'arthritisme, il est bon de se
montrer très réservé sur l'interprétation d'une dermatose
dont la pathogénie n'est pas suffisamment éclaircie. Le D[r]
Besnier (2) nous dit : « Soumettez toutes ces questions des
arthritides à l'analyse patiente scientifique vraiment médicale, mais abstenez-vous de synthèse prématurée, et n'ajoutez
pas une erreur de plus, un système, à tous ces systèmes
qui encombrent déjà notre domaine. La réalité est que certaines affections cutanées paraissent se développer chez des
sujets rhumatisants, soit par hérédité, soit par accident....
La réalité est encore que certaines d'entre elles semblent
parfois alterner avec des localisations articulaires ou abar-
ticulaires de la maladie. Il est également difficile de con-
tester que ces mêmes affections cutanées offrent certains caractères particuliers, mais non exclusifs, comme on a eu
tort de le prétendre, et auxquels il est aussi inexact de re-
fuser toute valeur relative que d'accorder une signification
absolue. »

En effet, les opinions au sujet du psoriasis sont aujour-

1. Bouchard, *Mal. de ralentissement de la nutrition*, 1882.
2. Besnier, *loc. cit.*

d'hui bien contradictoires : en Amérique, après Wilson (1), les médecins pensent que cette affection èst la manifestation d'un poisoh syphilitique, qui, transporté dans une autre génération, se transforme et se répand de plusieurs façons sous forme de psoriasis. D'autres, tenant compte de la disposition symétrique des lésions cutanées, pensent à une altération de nature inconnue du système nerveux central. Wolff (2) et Lang, en 1884, en font une affection parasitaire, parce qu'ils ont trouvé un parasite, mais la description du parasite laisse à désirer et la contagiosité n'est pas démontrée. Enfin, en conséquence des travaux du professeur Bouchard, les altérations des humeurs, pendant la digestion, lorsque l'estomac fonctionne mal, pourraient bien être l'origine de certaines dermatoses dont la cause nous échappe.

1. Wilson, 1847.
2. Wolff. *Communication au congrès de Copenhague*, 1884.

CHAPITRE III

Nous venons de voir ce qu'il fallait penser du psoriasis arthritique et quelles restrictions il était nécessaire de faire touchant son existence; cependant il est des exemples véritablement frappants dans ce genre, des exemples remarquables par la relation du psoriasis et des lésions rhumatismales, par l'extension et la gravité des accidents; ce sont les cas dans lesquels le psoriasis, s'étendant de plus en plus sur la surface de la peau, à la suite de fréquentes rechutes, s'accompagne dans les années qui suivent son apparition de tous les symptômes caractérisant le rhumatisme chronique déformant. De pareils exemples ne sont pas, à vrai dire, fréquents, mais ils ne se montrent pas non plus à titre de rareté scientifique, et deux malades que nous avons observés ont présenté dans les détails de leur histoire une si remarquable identité que nous sommes en droit d'établir là un cadre de clinique spécial.

Cette complication particulière du psoriasis, bien que passée sous silence ou inconnue d'un grand nombre de dermatologistes, a cependant frappé certains d'entre eux et se trouve reproduite dans leurs ouvrages. Fuchs (1) nous instruit peu lorsqu'il dit : le psoriasis ne tue jamais par lui-même; la mort a lieu par marasme, hydropisie, tuber-

1. Fuchs. *Die Krankhaften Veränderungen der Haut*, 1841.

cuiose ; de même Alibert (1), dont un malade, atteint d'herpès furfureux volatil (psoriasis) se négligea et éprouva par sa faute des récidives tellement fréquentes qu'il tomba dans le marasme et succomba enfin après les plus douloureux ennuis. Pour Hardy (2), il est ordinaire de rencontrer avec le psoriasis une santé parfaite, un accomplissement régulier de toutes les fonctions ; cependant, lorsque la maladie atteint les personnes d'un certain âge, on remarque quelques troubles des fonctions digestives, la peau se sèche, se racornit ; il en résulte une faiblesse extrême. Cazenave (3), dans ses leçons sur les maladies de la peau, consacré un chapitre au psoriasis inveterata, mais ne semble pas avoir vu cette affection suivie de déformations des membres. — Dans les deux observations de psoriasis arthritique rapportées par Bazin, il n'est signalé que des douleurs rhumatismales aiguës dans le jeune âge. En raison du silence de ces auteurs, nous pouvons le répéter, les faits cliniques qui nous occupent sont rares. Cependant de semblables exemples ont été vus : les relations de Devergie et de Gibert en témoignent.

Gibert (4), dans le chapitre des affections squameuses, cite le cas d'une malade qu'il a observée : « Cette femme d'ailleurs nous a offert le cas le plus grave que nous ayons jamais vu ; le corps desséché et presque momifié avec raideur et contracture des jointures des membres, présentait partout une surface comme parcheminée, etc... Elle sortit

1. Alibert. *Traité des dermatoses*, 1832.
2. Hardy. *Leçons sur les maladies de la peau*, 1860.
3. Cazenave. *Leçons sur les maladies de la peau*, 1845.
4. Gibert. *Loc. cit.*

non guérie après un séjour de quelques mois, puis rentra
plus tard et mourut dans nos salles dans le dernier degré
du marasme et du dépérissement. » Devergie (1), d'autre
part, est plus explicite, lorsqu'il dit : « En cet état, la maladie exerce une certaine influence sur l'économie en général, ces sujets s'amaigrissent, perdent de leurs forces, de
leur souplesse dans les mouvements ; ils deviennent un
peu hébétés ; en même temps, les doigts et les orteils se
raidissent, chaque articulation des phalanges prend tout à
fait la disposition qu'elle offre dans la goutte à l'état chronique ou dans le rhumatisme goutteux. Les doigts sont
anguleux, fléchis dans la paume de la main, sans tophus,
mais sans qu'on puisse aussi les redresser.... Aussi ces
malades meurent-ils tous âgés mais infirmes ; je me suis
plusieurs fois demandé si cet état des mains qui ressemble
à celui des goutteux, les tophus osseux exceptés, dépen-
dait exclusivement du psoriasis ou s'il ne se montrait pas
sous l'influence de cette maladie, lorsque le sujet avait été
atteint autrefois de douleurs rhumatismales. Mes observations ne sont pas suffisantes pour résoudre la question. »

Cette description, nous le verrons, est en tous points
conforme à celle de nos malades. Chez eux, la recherche
des antécédents n'apprend rien : la tare arthritique n'existe
pas, aussi bien de leur côté que du côté des parents ; ils
jouissent d'une bonne santé habituelle, sans indice d'un
état constitutionnel quelconque. Alors éclate le psoriasis.
D'abord léger, insignifiant, très discret, sans retentissement
sur l'état général, puis prenant d'autant plus d'importance

1. Devergie. *Traité des maladies de la peau*, 1854.

et d'extension que les rechutes sont plus fréquentes. Variable d'aspect suivant les cas, tantôt il rappelle le psoriasis arthritique par son absence aux coudes et aux genoux et le peu d'épaisseur de ses squames, tantôt il simule le psoriasis herpétique. Au bout de plusieurs années, trois à dix ans, la maladie se modifie sensiblement, les éléments éruptifs s'étendent, se fusionnent, le psoriasis se généralise. Jusqu'alors le malade supporte assez bien son affection, elle n'est pour lui qu'un objet d'ennui, les grandes fonctions sont indemnes ; cependant apparaissent des névralgies et des arthralgies fugaces, des tuméfactions passagères des pieds et des mains. Quelques semaines ou quelques mois après la généralisation du psoriasis, les fonctions de relation commencent à être sérieusement compromises : les extrémités supérieures, puis les pieds deviennent en peu de temps le siège d'une tuméfaction générale et de douleurs violentes. Ces débuts rappellent l'invasion d'un rhumatisme aigu, puis les phénomènes bruyants disparaissent et dès lors s'installent en permanence et progressivement les déviations les plus complexes des extrémités. C'est un rhumatisme chronique des membres, non pas le rhumatisme noueux, vulgarisé par le professeur Charcot, mais une forme spéciale de l'affection, dont la détermination première est due au professeur Jaccoud, le rhumatisme chronique fibreux. Ici les altérations articulaires occupent un rang tout secondaire ; il n'y a ni nodosités osseuses ni lésions des cartilages et des synoviales, et cependant les mains, les doigts sont comme disloqués et fixés dans des positions anormales ; l'inflammation chronique du tissu lamineux périarticulaire, la rétraction des aponévroses, et peut-être les contractures musculaires consécutives, expliquent les déviations et les pseudo-ankyloses observées. Dès lors, l'affection ne rétrograde plus ; le psoriasis n'a aucune tendance vers la guérison. Quel est donc le sort de ces malades ? Devergie nous dit qu'ils meurent tous âgés, mais infirmes ; quant à ceux qui font le sujet de nos observations, nous pouvons sans crainte d'erreur leur réserver le pronostic appliqué par Charcot au rhumatisme chronique : « Ces malheureux infirmes sont condamnés à rester dans leur lit pendant tout le reste de leur existence ; on les voit quelquefois vivre plus de vingt ans dans cette affreuse position.

OBSERVATION I (personnelle)

(Service de M. Hallopeau) *Psoriasis nummulaire étendu. — Rhumatisme chronique fibreux.*

D..., Alfred, 37 ans, employé, entré le 21 décembre 1883, salle Hillairet, lit n° 16.

Père atteint de catarrhe pulmonaire, mort à 63 ans de rétention d'urine. N'a eu ni affection rhumatismale ni affection cutanée.

Mère : 73 ans. Aucune maladie. Pas d'antécédents arthritiques.

Un frère et une sœur bien portants.

Antécédents personnels : nuls, aucune maladie, pas d'arthritisme. Bonne constitution.

Le psoriasis aurait débuté en 1881 au cuir chevelu par des démangeaisons suivies de desquamation, cela sans la moindre cause appréciable. — Stationnaire jusqu'en décembre 1883, l'affection gagne alors la paroi abdominale antérieure où il se forme un placard de la largeur d'une pièce de 5 francs. Deux mois après environ, le psoriasis s'étend sous forme de gouttes très fines sur toute la surface du corps ;

cependant les coudes et les genoux restent intacts presque vers la fin de 1885. Après l'apparition du psoriasis dans la tête, des douleurs lancinantes se sont manifestées dans les deux jambes avec œdème des malléoles ; mais ces phénomènes, sans fixité, ont disparu, pour se reproduire à plusieurs reprises. — C'est très peu de temps après l'extension du psoriasis (en février 1884) que les arthropathies se sont montrées, débutant par les membres supérieurs et affectant primitivement les allures cliniques du rhumatisme aigu, tuméfaction successive mais presque simultanée des doigts avec rougeur et douleur. Les petits doigts, la gauche d'abord, sont les premiers atteints, peu à peu ces tuméfactions disparaissent laissant à leur place les déformations qui s'accentuent de jour en jour.

Vers la fin du même mois, le genou gauche devient douloureux, les mouvements d'extension impossibles, puis les pieds se prennent à leur tour, enfin vers la fin de la même année, les altérations envahissent le genou droit.

Pendant le développement de cette série de déformations, la psoriasis qui auparavant, était déjà très étendu, a subi de nouveaux accroissements, mais laisse encore quelques parties de peau saine.

Novembre 1885. — *État actuel*. — Malade assez amaigri, non cachectique. Etendu sur son lit en décubitus dorsal avec impotence presque complète. Appétit médiocre. — Douleurs d'une intensité moyenne. Cœur : souffle léger à la pointe au premier temps.

Le psoriasis n'a pas l'aspect d'une dermatite généralisée, mais est constitué par des éléments nummulaires dont la réunion forme de larges placards à bords festonnés, très nets, un peu surélevés. La peau à ce niveau est un peu épaissie, rouge sombre, avec peu de desquamation.

Sur le cuir chevelu et la face, l'éruption est à peine marquée par des petites papules pâles, disséminées. — Un large placard rouge, peu squameux, descend de la nuque, recouvre tout le dos, les côtés de la poitrine et s'étend en avant à la base du thorax et sur la paroi abdominale.

Bras droit : psoriasis presque généralisé, un peu de desquamation

palmaire, rien sur le dos de la main. Ce qui frappe, c'est la déformation extrême des doigts qui sont comme disloqués. Le bras est en
forte pronation avec saillie de l'apophyse styloïde du cubitus. Légère
flexion du poignet ; flexion forcée de toutes les articulations métacarpo-
phalangiennes dans le creux de la main ; de plus les articulations des
phalanges et phalangines de l'index et du médius sont fléchies à
angle obtus. Toutes les phalangettes sont dans la continuité des
phalangines. Le pouce est étendu le long des phalanges et non dévié,
les doigts portés en masse vers le bord cubital de la main. — Toutes
ces articulations ont conservé encore quelque mobilité, mais les mouvements spontanés sont nuls et lorsqu'on abandonne les doigts à eux-
mêmes ils reprennent la position que nous avons décrite. La peau à ce
niveau ne présente pas d'altérations, elle n'est pas épaissie. Les ongles sont déformés, striés longitudinalement.

L'éruption offre la même disposition au bras gauche, mais les déformations sont un peu différentes. Bras en pronation. Flexion du
carpe sur l'avant-bras. Phalanges dans le même axe que les métacar-
piens. Extension à angle obtus des phalangines de l'index, du médius et du petit doigt ; flexion de la phalangette aux mêmes doigts,
extension à l'annulaire. Au pouce, la phalangine est sur le prolonge-
ment de la phalange. Aucune de ces articulations ne présente de nodosités, on y constate à peine quelques frottements. A droite et à gauche,
ankylose légère des grosses articulations, sans épaississement des arti-
cles. Les doigts ont conservé comme à droite une certaine mobilité.

Sur les membres inférieurs le psoriasis respecte les jambes dans
leurs parties inférieures et s'étend en larges plaques sur les cuisses.—
Les arthropathies ont surtout atteint les genoux sans les déformer ; ils
sont en demi flexion et complètement ankylosés. Articulations tibio-
tarsiennes légèrement enflées, peu douloureuses. — Le pied repose à
plat sur le lit. Les orteils sont à peine déformés, déviés en dehors
avec saillie de la première articulation métacarpo-phalangienne. Ongles altérés, pas de psoriasis plantaire.

Observation II (personnelle).

(Service de M. Besnier).

Psoriasis généralisé et compliqué de rhumatisme chronique fibreux.

La nommée Th..., Adèle, âgée de 29 ans, couturière. Entrée le 26 mai 1884, salle Gibert, lit n° 21.

Père âgé de 60 ans, bien portant, pas de rhumatismes, bronchites et maux de tête fréquents. Mère de bonne santé habituelle, serait morte à 37 ans après avoir craché le sang. Deux frères, l'un d'eux paraît avoir eu un rhumatisme subaigu de l'épaule.

Le psoriasis a débuté il y a six ans (1880) par le cuir chevelu et le front, s'est étendu ensuite aux coudes et aux genoux, couvrant le reste du corps de quelques taches disséminées. Au bout de deux mois et demi, guérison, mais dans la suite, rechutes, d'intensité variable, à plusieurs reprises. A partir de juillet 1883, à la suite d'une peur, dit la malade, le psoriasis se généralise graduellement en l'espace de quelques mois ; rien alors dans les jointures. Elle entre alors dans le service de M. Olivier, et quelque temps après, le dos des mains et des pieds devient enflé, sans douleurs ni grande gêne dans les mouvements. Sort de l'hôpital en janvier 1884 : tout a disparu, enflure et psoriasis, mais la guérison ne dure que quatre mois et demi, et l'affection cutanée reparaît avec plus d'extension qu'auparavant, accompagnée de la même tuméfaction des pieds et des mains. Cette poussée ramène la malade à l'hôpital le 26 mai 1884. C'est cinq mois après qu'apparaissent les premières manifestations morbides aux extrémités ; les mains et surtout les pieds déjà tuméfiés, deviennent le siège de douleurs très vives, réveillées par le moindre contact, le plus petit frôlement ; le poids des couvertures devient intolérable. Ces douleurs qui paraissent surtout localisées dans les petites articulations, s'irradient aussi dans la continuité des membres. Cet état dure pendant plusieurs mois, puis les douleurs cessent pour faire place insensiblement aux déformations qui s'accentuent de jour en jour. Durant cette période, l'éruption ne s'est pas modifiée.

État actuel (avril-mai 1886). — La malade présente un aspect malheureux et chétif. Les mouvements partiels ou de totalité sont pénibles, les membres sont d'une maigreur extrême. La cachexie pourtant n'est pas profonde, les fonctions de nutrition sont encore suffisantes. Rien au cœur.

Les lésions de la peau sont généralisées ; mais en un certain nombre de points, le psoriasis a entièrement perdu sa physionomie squameuse ; la peau y est cireuse, tendue, épaisse, comme sclérosée, dans d'autres endroits, la desquamation existe avec la rougeur, mais les squames sont peu abondantes et molles, comme graisseuses.

La peau de la face est lisse, rouge et tendue. Les cheveux, rares, parsemés d'une desquamation furfuracée ; le front découvert. Quant au tronc et aux membres supérieurs, sauf les mains, ils sont rouges et râpeux, irrités par place et recouverts de squames peu abondantes. Sur les membres inférieurs, la peau a un aspect spécial ; tendue et brillante, dure, sclérosée, en un mot, elle est irrégulièrement marbrée de taches pigmentées. Ongles peu déformés, bombés et présentant des stries transversales.

A droite, mouvements de l'épaule limités, pas de craquements ni d'épaississement de la jointure. — L'articulation radio-carpienne est complètement ankylosée, la main dans l'axe de l'avant-bras, l'articulation forme un bloc sans épaississement des extrémités osseuses ; lorsqu'on cherche à provoquer les mouvements, les tendons font saillie sous la peau, la rétraction musculaire est très prononcée.

Les doigts sont effilés, recouverts d'une peau sclérosée ; pas de nodosités au niveau des articulations ; mouvements très limités ; index, médius et annulaire déformés suivant le type Z, c'est-à-dire extension de la phalange sur le métacarpe, flexion de la phalangine sur la phalange, extension forcée de la phalangette sur la phalangine ; pouce et petit doigt enroulés vers la paume de la main par flexion légère de toutes les articulations. De plus l'index et le médius ont subi une déviation en sens inverse, l'un vers le bord radial, l'autre vers le bord cubital.

A gauche : l'épaule est moins atteinte qu'à droite. Au coude, peu de chose. Poignet moins ankylosé. Mouvements plus libres des doigts, mêmes lésions des ongles et de la peau.

L'avant-bras est en pronation de même qu'à droite, la main dans l'axe de l'avant-bras, les doigts déformés et fixés suivant le type droit, déplacés en masse vers le bord radial de la main, sans nodosité articulaire.

Aux membres inférieurs, on constate les mêmes lésions de chaque côté : muscles atrophiés, rétractés (un essai de redressement des pieds sous chloroforme n'a donné aucun résultat), hanches sensibles, genoux immobilisés.

Pieds en varus équin avec saillie arrondie du tarse. Les premiers orteils sont allongés suivant le grand axe du pied, les deux derniers sont relevés en crochet. Les orteils sont extrêmement réduits de volume et d'une immobilité absolue.

OBSERVATION III (personnelle)

(Recueillie dans le service de M. Besnier).

Psoriasis généralisé. — Lésion symétrique des deux petits doigts.

G... Alfred, âgé de 56 ans, stucateur, entré le 5 novembre 1884, salle Cazenave, lit n° 39.

Antécédents héréditaires arthritiques nuls.

Père bien portant, mort à 84 ans. — Mère maladive, atteinte de gastrite, morte à 83 ans.

Antécédents personnels : prurigo à l'âge de 5 ans guéri vers 16 ans. Jamais de rhumatisme articulaire. Pas d'affection de nature rhumatismale.

Début de l'affection cutanée à l'âge de 43 ans, en 1871, sous forme de psoriasis discret, en petites gouttes disséminées sur le front, les avant-bras, la poitrine et les bourses. Stationnaire jusqu'en 1879, la maladie envahit à cette époque les pieds, les jambes, les cuisses et les bras. La même année, bronchite et péricardite. Depuis guérison à plusieurs reprises sous l'influence de divers traitements.

En 1882, le psoriasis envahit la totalité du corps, sauf cependant la paume des mains et la plante des pieds. Septembre 1882, paralysie ou parésie des membres inférieurs sans perte de connaissance, guérie quelques mois après d'une façon complète. L'année suivante, septembre 1883, les douleurs et les cuissons cutanées forcent le malade à prendre le lit, mais les articulations restent entièrement indemnes.

Entré à l'hôpital Saint-Louis le 11 juin 1884, porteur d'un psoriasis toujours très étendu et souffrant de légères douleurs au niveau des articulations tibio-tarsiennes. Trois mois après, sortie de l'hôpital : psoriasis et articulations sont guéries. Au bout d'un mois, le psoriasis apparaît de nouveau avec plus d'intensité. A ce moment, octobre 1884, rien aux jointures, ni douleurs, ni déformation ; mais quelques mois après, au commencement de 1885 des douleurs envahissent simultanément les deux jambes sous forme de douleurs vives, névralgiques, sans irradiation bien nette, siégeant symétriquement au tiers inférieur du membre sur la face interne du tibia. Vers la fin de la même année, novembre 1885, les articulations des doigts se prennent insensiblement, les altérations ayant une marche et une disposition identiques à droite et à gauche. Notons enfin que depuis un an l'affection cutanée a été améliorée à deux reprises sans modification du côté des doigts.

Etat actuel (mai 1886). — Homme encore bien constitué, quoiqu'ayant déjà subi un commencement d'amaigrissement, d'un état général bon, nullement cachectique. Pas d'athérome ni de lésion cardiaque.

Le psoriasis recouvre la presque totalité du corps, sauf en quelques points peu étendus que nous signalerons en passant. Il se présente sous l'aspect d'une éruption érythémateuse, pâle et tachetée, offrant en certains endroits des traces d'irritation. La desquamation en est très abondante, mais non concrétée à la surface des nappes psoriasiques, de telle sorte que la peau du malade et ses draps sont remplis d'une poussière épaisse de squames. Les productions épidermiques ont subi l'influence des poussées. A deux reprises les poils et les ongles sont tombés. Actuellement il existe une alopécie manifeste : le sommet du crâne est en partie dénudé ; les cheveux sont rares sur les côtés de la tête. Le cuir chevelu est en desquamation complète, les cheveux sont comme poudrés de squames fines, jaunâtres. Face : taches rouge-pâle non cohérentes, peu de desquamation.

Sur les membres supérieurs le psoriasis s'est étendu en nappe continue jusqu'au poignet où les taches sont petites et discrètes. Le dos des mains et des doigts est recouvert d'éléments papuleux, durs, jaunâtres au centre. Rien dans la paume de la main. Les ongles sont pointillés et striés longitudinalement. Les diverses articulations des doigts sont le siège de lésions sans déformations bien apparentes, sans déviation des segments. Les petits doigts, surtout le droit, sont principalement intéressés : ils sont fusiformes sans nodosités. Les jointures sont douloureuses à la pression, sans craquements. Quant aux mouvements, volontaires ou provoqués, ils ne présentent pas leur étendue normale. Même chose, mais à un moindre degré, pour l'articulation de la phalange et de la phalangette des annulaires droit et gauche.

La peau des doigts est normale, sans sclérose ni anesthésie.

Dos et fesses entièrement couverts. Sur le ventre, éléments disséminés. Le psoriasis enfin occupe sur les membres inférieurs, la face antérieure du genou, les régions postérieures et externes de la cuisse et de la jambe. Quelques taches sur le dos des pieds. Dans le tiers inférieur de la jambe, sur la face interne du tibia, on constate des deux côtés, une douleur très vive surtout à la pression, sans inflammation ni œdème, sans épaississement apparent de l'os.

Les articulations tibio-tarsiennes sont libres. Il n'existe pas de déformation des pieds. Les orteils ont conservé leurs mouvements, mais le malade les remue avec lenteur et difficulté, bien que la peau soit saine à ce niveau. Faisons remarquer pour terminer que les lésions d'ordre articulaire ou nerveux sont d'une symétrie parfaite aux membres supérieurs comme aux membres inférieurs.

OBSERVATION IV (personnelle).

(Service de M. Besnier).

*Psoriasis du cuir chevelu suivi de lésions symétriques dans les gaines
tendineuses des index.*

La nommée B..., Eugénie, 27 ans, fleuriste, entrée le 18 juin
1886, salle Gibert, lit n° 15.

Père mort de la poitrine à 33 ans.

Mère atteinte de lupus, morte de bronchite à l'âge de 47 ans.

Aucun antécédent héréditaire arthritique. Pas de psoriasis.

Antécédents personnels nuls : chorée, variole, fièvre typhoïde. Pas
de rhumatisme. Santé habituellement bonne.

Le psoriasis date de 8 ans. Depuis 8 ans, il occupe le cuir chevelu
sans avoir jamais présenté de guérison complète.

Rien sur les autres parties du corps, sauf des points isolés aux genoux et aux coudes. Les lésions et les douleurs que nous constatons,
datent de six mois environ ; elles sont surtout prononcées à gauche.
A la racine de l'index gauche du côté de la flexion, existe un empâte-
ment très appréciable qui s'étend d'une part, vers la phalange,
d'autre part, vers la paume de la main. L'épaississement des tissus a
un peu déformé la phalange et le creux de la main ; mais l'articulation
métacarpo-phalangienne ne présente aucune déformation et n'est le
siège d'aucune douleur ; les mouvements de l'index et surtout les
mouvements forcés provoquent seuls un peu de douleur ; il existe en
somme une lésion chronique de la gaîne tendineuse de l'index. A
l'index droit, on trouve un point douloureux à la pression au niveau
de l'articulation métacarpo-phalangienne du côté palmaire et un peu
en dehors ; pas de déformation des surfaces articulaires, pas de craquements.

En un mot, nous sommes en présence de psoriasis

vulgaire survenu chez des sujets n'ayant aucune appa-
rence d'arthritisme, psoriasis généralisé à la longue et
compliqué dans la suite (du moins pour les observations I
et II) des symptômes non équivoques d'un rhumatisme
chronique fibreux des extrémités. Les malades qui font
l'objet des observations III et IV sont intéressants par la
symétrie parfaite des lésions profondes ; ces lésions sont
peu étendues et comme l'ébauche de celles qu'on trouve
dans les observations précédentes. Une réserve pourrait
être faite en ce qui concerne la malade de l'observation IV : l'altération siège dans l'index des deux côtés, ce
sont les doigts qui lui servent surtout dans ses travaux de
fleuriste. Toutefois, nous constaterons que, faisant le
même métier depuis onze années, elle ne souffre que
depuis quelques mois ; que les mêmes ouvrières, d'après
ses renseignements, ne présentent rien d'analogue. Ces
exemples de troubles profonds symétriques chez les psoriasiques (comme dans les observations III et IV) ne sont
pas rares ; nous reproduisons uniquement ceux que nous
avons eus sous les yeux en dernier lieu.

CHAPITRE IV

Les conclusions du précédent chapitre semblent renouer
les liens du psoriasis et du rhumatisme. En effet, autori-
sés par Gibert, Devergie, par les exemples que nous avons
eus nous-même sous les yeux, nous devons admettre,
momentanément du moins, que le psoriasis a des
relations avec le rhumatisme, relations d'autant plus
certaines que, dans ces cas, la forme de rhumatisme est
spéciale et toujours la même. Et cependant, si le psoriasis
invétéré est bien réellement en rapport, dans certains cas,
avec des déformations des membres, doit-on y voir une
manifestation évidente du rhumatisme, et ces positions vi-
cieuses ne sont-elles pas dues, par exemple, à la gêne
apportée par l'affection même de la peau? La chose est
inadmissible et d'ailleurs il est facile de se rendre compte,
en lisant la description du professeur Jaccoud (1), que
nos malades représentent le type décrit par lui, et sont par
conséquent atteints de rhumatisme fibreux. Donc, sans
aucun doute, nous sommes en présence de la forme
clinique décrite sous le nom de rhumatisme fibreux.

Mais étudions maintenant la question à un autre point
de vue. Sydenham a le premier différencié les lésions du
rhumatisme chronique de celles de la goutte; plus tard
encore, la distinction fut plus accentuée; et, par suite de

1. Jaccoud. *Cliniques médicales de la Charité,* 1867.

conditions d'étiologie communes avec le rhumatisme aigu, d'analogie de symptômes, d'associations individuelles et héréditaires communes, on constitua, sous le nom de rhumatisme chronique, un groupe d'affections qu'on mit sous la dépendance de la diathèse rhumatismale.

Nous avons recherché chez nos malades les conditions étiologiques capables d'engendrer le rhumatisme, nous avons recherché également s'ils présentaient dans leurs antécédents héréditaires ou personnels des affections de nature arthritique, nous n'avons rien trouvé qui pût faire prévoir le rhumatisme, et cependant ils ont eu du rhumatisme chronique.

Ceci nous amène à penser que dans les cas actuels nous ne sommes pas en présence d'un rhumatisme franc et s'il existe en clinique des faits de déformations des extrémités où l'intervention de la diathèse rhumatismale est peu contestable, nous pouvons en trouver d'autres où cet agent est peu nécessaire. « Quand la peau est malade, dit le docteur Guibout (1), je n'ai pas besoin d'invoquer l'arthritisme pour comprendre le retentissement possible de son état morbide sur les organes internes qui lui sont liés par des connexions, par des sympathies évidentes et admises par tous. »

Le professeur Bouchard (2) fournit des arguments en notre faveur lorsqu'il dit que la maladie désignée sous le nom de rhumatisme noueux ne justifie nullement ses prétentions au titre de maladie rhumatismale. Citons d'ailleurs, pour nous justifier, quelques opinions émises par notre

1. Guibout, *loc. cit.*
2. Bouchard, *loc. cit.*

maître à ce sujet : « Le rhumatisme noueux est une maladie constitutionnelle assurément, c'est même une maladie héréditaire ; il ne paraît pas évident que ce soit une
maladie rhumatismale. Il est très rarement précédé par le
rhumatisme articulaire aigu, il n'est jamais, je crois, compliqué par le rhumatisme articulaire aigu. Comme tant
d'autres maladies cachectiques, il peut se compliquer de
péricardite ; mais il ne paraît pas prédisposer ni à l'endo-
cardite ni à la pleurésie. Il n'a chez l'individu ou dans sa
famille que des relations fort rares avec la migraine, avec
les névralgies, avec le lumbago. Il n'a pas de relations
avec la goutte, avec le diabète, avec la gravelle, avec
l'obésité, avec la lithiase biliaire, avec l'asthme. Cependant
on a affirmé la nature diathésique rhumatismale de cette
maladie ; mais, cherchez dans les statistiques de Charcot,
de Trastour et de Cornil, vous trouverez signalée l'hérédité rhumatismale dans un cinquième des cas, quelques
dermatoses et rien autre. A défaut de cette parenté rhumatismale, qui n'est pas démontrée pour moi par cette
proposition, je trouve dans les antécédents du malade, la
scrofule dans l'enfance ; je trouve parmi les maladies qui
coïncident avec le rhumatisme noueux, la phthisie et l'al-
buminurie. Le prétendu rhumatisme chronique progressif
est donc une maladie de déchéance. Étiologiquement, c'est
une maladie de misère, de privation, d'humidité. Ces cir-
constances étiologiques ne nous renseignent pas sur la
pathogénie..... On a dû être frappé par les analogies qui
existent entre les déformations du rhumatisme noueux et
celles qui appartiennent à quelques affections nerveuses, et
l'on s'est demandé sans doute si cette maladie n'est pas de

l'ordre des maladies névrotrophiques. Elle se développe d'une façon symétrique... son envahissement se fait d'une façon progressive et systématique... Ce sont là des arguments que l'on peut invoquer en faveur d'une hypothèse ingénieuse, mais qui ne constitue pas une démonstration. C'est tout au plus une présomption que n'ont pas justifiée les recherches nécroscopiques qui, je dois le reconnaître, ont été rarement dirigées en vue d'élucider la question. Pour rester dans les limites des conclusions légitimes, nous dirons que la maladie désignée sous le nom de rhumatisme noueux ne justifie nullement ses prétentions au titre de maladie rhumatismale. C'est un faux rhumatisme. » Ces considérations, il est vrai, ne s'appliquent pas au rhumatisme fibreux, mais nous pouvons, sans abuser, utiliser ces mêmes arguments pour notre cause.

Nos malades ne sont pas des arthritiques, des individus à nutrition retardée ; nous avons assez insisté sur ce point pour n'avoir pas besoin d'y revenir. Il nous faut trouver ailleurs la solution que nous cherchons. Ne sont-ils pas, par le fait même d'une affection cutanée longue et généralisée, telle que leur psoriasis, dans un état de misère et de déchéance capable de faire naître chez eux le rhumatisme fibreux en dehors de toute action diathésique ? Aucun exemple analogue parmi les dermatoses ne justifie cette hypothèse : d'autres maladies de peau également longues telles que l'eczéma chronique, le pityriasis rubra, la maladie de Devergie, le prurigo de Hébra, etc., ne produisent pas, à notre connaissance du moins, de semblables accidents. Quoi qu'il en soit, cette explication ne serait pas suffisante ; l'état de dépression dans lequel se trouvent nos

malades ne peut provoquer à lui seul l'apparition des acci-
dénts et ne doit être invoqué ici qu'à titre de cause adju-
vante et rien de plus.

Quelle est donc la cause intime de ces phénomènes,
quel est le lien, le trait d'union entre les lésions cutanées
et les lésions du tissu lamineux ? Ce qui frappe tout d'a-
bord dans les observations, c'est la disposition symétrique
des lésions profondes : dans l'observation II en particulier,
les altérations des doigts apparaissent simultanément ; dans
l'observation III, ce sont les deux petits doigts qui ont présenté les premières manifestations morbides. Or, les régions
symétriques du corps correspondent à un même centre
médullaire et il est permis de penser que l'irritation péri-
phérique produite par le psoriasis détermine en un point
de la moelle une lésion dont l'extension sera suivie dans
les membres de l'accroissement lent et progressif des déformations. Mais disons-le, ce ne sont que des hypothèses :
l'examen clinique nous a fait penser à la moelle, mais
nous ne devons pas affirmer son intervention, nous man-
quons d'éléments positifs pour faire intervenir à bon droit
ce facteur : nous n'avons aucune notion sur l'état micros-
copique en pareil cas.

Cependant, l'examen de la moelle serait-il négatif, on
devrait encore ne pas nier l'influence du système nerveux
central, et l'action médullaire pourrait être invoquée, à
titre d'hypothèse bien entendu, grâce à un processus iden-
tique à celui qui provoque les atrophies musculaires dans
les arthrites et l'apparition de certaines dermatoses, telles
que l'acné, dans les affections de l'utérus et de l'estomac.
Quoi qu'il en soit, en dépit de ces hypothèses, nous devons

reconnaitre qu'il y a là bien des points obscurs, qu'entre le psoriasis et les déformations des membres un élément intermédiaire nous échappe, bien que les constatations cliniques nous permettent d'établir un lien de causalité et de dépendance entre l'une et l'autre maladie.

CONCLUSIONS

1° Le psoriasis arthritique, tel que le concevait Bazin, n'est pas exclusif à l'arthritisme, ses caractères objectifs peuvent se trouver réunis chez des sujets indemnes de toute forme de goutte ou de rhumatisme.

2° Le rhumatisme peut se rencontrer chez des malades dont le psoriasis offre toutes les apparences du proriasis dit herpétique.

3° En dehors de toute question de variété clinique, en raison de l'extrème fréquence de cette dermatose, et de la rareté relative de parentés morbides, d'état constitutionnel et d'accidents arthritiques chez les malades qui en sont atteints, il nous faut rechercher ailleurs la pathogénie de l'affection.

4° La solution de cette question est à l'étude : nous en trouvons les éléments soit dans la théorie parasitaire de Lang, soit plutôt dans la théorie des dermatoses d'origine gastrique.

5° Le psoriasis pourtant s'accompagne parfois de rhumatisme, de la forme spéciale décrite sous le nom de rhumatisme chronique fibreux.

6° Cette complication n'est pas une coïncidence. Elle est même, selon nous, en tenant compte de l'ordre chronologique, la conséquence de la dermatose, par un processus pathogénique qui nous échappe en réalité.

7° Cette relation n'est qu'en contradiction apparente avec ce que nous avons dit, car le rhumatisme chronique n'est peut-être parfois qu'une affection d'ordre réflexe indépendante de toute intervention diathésique.

Vu par le Président de la thèse,

BOUCHARD.

Vu par le Doyen,

BÉCLARD.

Vu et permis d'imprimer,
Le Vice-Recteur de l'Académie de Paris,

GRÉARD.

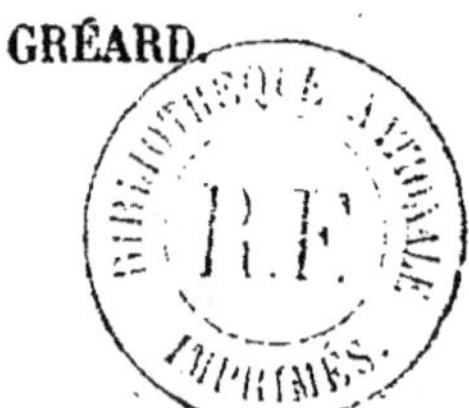

Imprimerie des Écoles, HENRI JOUVE, 23, rue Racine, Paris.

www.ingramcontent.com/pod-product-compliance
Lightning Source LLC
Chambersburg PA
CBHW051325060726
47596CB00004B/1482